U0284345

ECMO
实操手册

主　　编　詹庆元

副 主 编　顾思超　李　敏

编　　者（以姓氏笔画为序）

于　歆　巴文天　田　野　冯莹莹　李　敏

李昌龙　杨　芳　吴小静　张　丹　张　祎

张泽宇　林　芳　易　丽　金　丹　赵金金

南　惠　夏金根　顾思超　郭翎茜　陶　程

黄　虹　黄　絮　黄琳娜　崔晓阳　詹庆元

蔡　莹　翟天姝

编者单位　中日友好医院

人民卫生出版社

·北　京·

图书在版编目（CIP）数据

ECMO 实操手册 / 詹庆元主编. —— 北京：人民卫生出版社，2022.9（2024.8 重印）

ISBN 978-7-117-33457-0

Ⅰ. ① E… Ⅱ. ① 詹… Ⅲ. ① 体外循环 – 手册 Ⅳ. ① R654.1–62

中国版本图书馆 CIP 数据核字（2022）第 151990 号

| 人卫智网 | www.ipmph.com | 医学教育、学术、考试、健康，购书智慧智能综合服务平台 |
| 人卫官网 | www.pmph.com | 人卫官方资讯发布平台 |

ECMO 实操手册

ECMO Shicao Shouce

主　　编：詹庆元
出版发行：人民卫生出版社（中继线 010-59780011）
地　　址：北京市朝阳区潘家园南里 19 号
邮　　编：100021
E - mail：pmph @ pmph.com
购书热线：010-59787592　010-59787584　010-65264830
印　　刷：三河市宏达印刷有限公司
经　　销：新华书店
开　　本：787 × 1092　1/32　　印张：3.5　　插页：1
字　　数：59 千字
版　　次：2022 年 9 月第 1 版
印　　次：2024 年 8 月第 4 次印刷
标准书号：ISBN 978-7-117-33457-0
定　　价：48.00 元

打击盗版举报电话：010-59787491　E-mail：WQ @ pmph.com
质量问题联系电话：010-59787234　E-mail：zhiliang @ pmph.com
数字融合服务电话：4001118166　E-mail：zengzhi @ pmph.com

编者（以姓氏笔画为序）

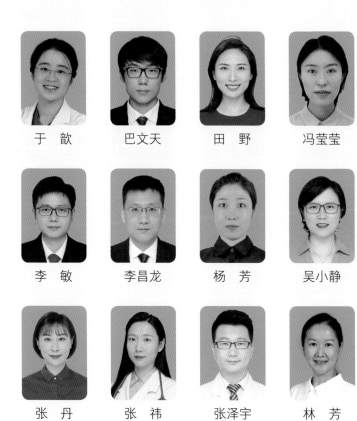

于歆　　巴文天　　田野　　冯莹莹

李敏　　李昌龙　　杨芳　　吴小静

张丹　　张祎　　张泽宇　　林芳

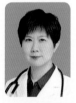
易　丽

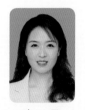
金　丹

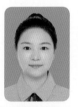
赵金金

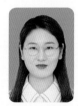
南　惠

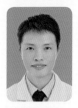
夏金根

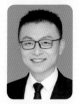
顾思超

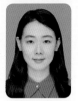
郭翎茜

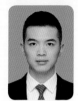
陶　程

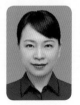
黄　虹

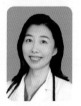
黄　絮

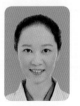
黄琳娜

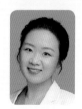
崔晓阳

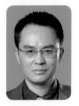
詹庆元

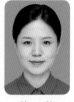
蔡　莹

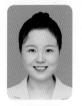
翟天姝

主编简介

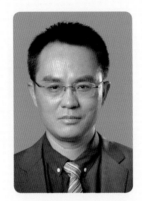

詹庆元

中日友好医院呼吸与危重症医学科副主任

中国医师协会内科医师分会副会长

中国医师协会呼吸医师分会危重症医学工作委员会主任委员

教育部人才项目特聘教授

国家百千万人才工程有突出贡献中青年专家

全国杰出专业技术人才

前 言

以体外膜氧合（extracorporeal membrane oxygenation，ECMO）为代表的体外生命支持技术是治疗严重呼吸/循环衰竭的终极支持手段。近年来，ECMO应用在国内进展迅速，开展单位及数量逐年增加，但水平参差不齐，临床应用亟待规范。

中日友好医院以国家呼吸医学中心为主体，整合了急诊、心内科、心外科、外科重症监护病房等科室的设备、技术、人员，成立了具有代表性的国内大型综合医院院内ECMO救治体系。目前我院已建立系统的质控体系，开展了诸多开创性的ECMO技术，救治成功率以及经验积累处于国内较高水平，尤其在静脉静脉体外膜氧合（venovenous ECMO，VV-ECMO）治疗呼吸衰竭领域具有领先优势。目前已牵头实施ECMO多中心研究3项，主持国内第一部ECMO治疗呼吸衰竭共识的制定，成立"明道呼吸支持技术学院·体外呼吸循环支持中心"，举办各类ECMO培训班14次，培训人员近1 000名。

ECMO是一项风险高、管理复杂、个体化强、团队协作要求高的生命支持技术,从建立到撤离涉及许多细节。如何将这些细节进行科学梳理并流程化,以使团队工作效率最大化是规范化 ECMO 应用的关键。基于这样的考虑,中日友好医院呼吸与危重症医学科外科重症监护病房的全体医护人员从临床实践出发,将平时的工作流程及工作经验汇集成册,经多次修改,始有本书的诞生。

本书有如下特点:一是基于呼吸衰竭相关的 ECMO 技术,但其工作思路同样适用于其他病种;二是涉及 ECMO 的所有环节,从指征判断、建立到最后 ECMO 的撤离,内容精准而丰富;三是非常实用,注重实际操作与细节,满满的都是干货;四是附有精心设计的流程图表,一目了然,便于实际使用。

本书是我与我的同事们多年的心血之作,汇集了大家对"魔肺"无限的爱,我们虽然为此付出很多,但这一切都是值得的,因为无数人的生命已经或将因此而重生。

ECMO 技术发展迅猛,加之我们的经验及写作水平有限,书中存有不当之处,请各位同道不吝指正。

詹庆元

2022 年 9 月

缩略语

缩略语	英文	中文
ACT	activated coagulation time	活化凝血时间
AECMO	awake ECMO	清醒 ECMO
AECOPD	acute exacerbation of chronic obstructive pulmonary disease	慢性阻塞性肺疾病急性加重期
AKI	acute kidney injury	急性肾损伤
APTT	activated partial thromboplastin time	活化部分凝血活酶时间
ARDS	acute respiratory distress syndrome	急性呼吸窘迫综合征
BMI	body mass index	体重指数
BSI	blood stream infection	血流感染
COPD	chronic obstructive pulmonary disease	慢性阻塞性肺疾病
CPT	cardiac-pulmonary test	心肺试验

续表

缩略语	英文	中文
CRRT	continuous renal replacement therapy	连续性肾脏替代治疗
ECCO$_2$R	extracorporeal carbon dioxide removal	体外二氧化碳清除
ECMO	extracorporeal membrane oxygenation	体外膜氧合
Fib	fibrinogen	纤维蛋白原
FiO$_2$	fraction of inspired oxygen	吸氧分数
Hb	hemoglobin	血红蛋白
HIT	heparin-induced thrombocytopenia	肝素诱导的血小板减少症
ICU	intensive care unit	重症监护病房
INR	international normalized ratio	国际标准化比值
HR	heart rate	心率
Lac	lactic acid	乳酸
MV	mechanical ventilation	机械通气
PaCO$_2$	partial pressure of carbon dioxide in artery	动脉血二氧化碳分压

续表

缩略语	英文	中文
PaO₂	partial pressure of oxygen in artery	动脉血氧分压
PaO₂/FiO₂	partial pressure of oxygen in artery/ fractional concentration of inspiratory oxygen	氧合指数
P$_{A-a}$O₂	alveolar–artery oxygen partial pressure gradient	肺泡-动脉血氧分压差
PC	pressure control	压力控制
PEEP	positive end expiratory pressure	呼气末正压
PICC	peripherally inserted central venous catheter	经外周中心静脉导管
PLT	platelet	血小板
Pplat	plateau pressure	平台压
PT	prothrombin time	凝血酶原时间
RR	respiration rate	呼吸频率
rⅦa	recombinant Ⅶa	重组人凝血因子Ⅶa
SaO₂	arterial oxygen saturation	动脉血氧饱和度
SOFA	sequential organ failure assessment	序贯器官衰竭评分

续表

缩略语	英文	中文
SpO_2	peripheral arterial oxygen saturation	经皮动脉血氧饱和度
TEG	thromboelastography	血栓弹力图
VA-ECMO	venoarterial ECMO	静脉动脉体外膜氧合
VAP	ventilator-associated pneumonia	呼吸机相关性肺炎
VALI	ventilation- associated lung injury	机械通气相关性肺损伤
VIDD	ventilation-induced diaphragmatic dysfunction	机械通气相关性膈肌功能障碍
VILI	ventilator induced lung injury	呼吸机诱导肺损伤
VV-ECMO	venovenous ECMO	静脉静脉体外膜氧合

目　录

1. 仪器介绍

1.1 **Maquet 主机**

1.1.1 主机面板

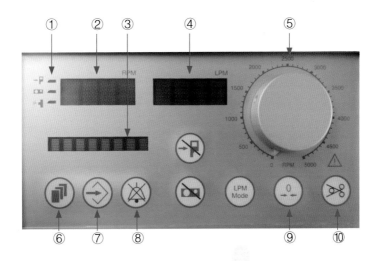

① 应急 LED 指示灯　　　　⑥ 选择按钮

② 转速显示 (RPM=r/min)　⑦ 设置按钮

③ 状态显示屏　　　　　　　⑧ 关闭 (报警) 声音按钮

④ 流速显示 (LPM=L/min)　⑨ 零位调整按钮

⑤ 转速调节旋钮及速度刻度　⑩ 阻断夹闭按钮

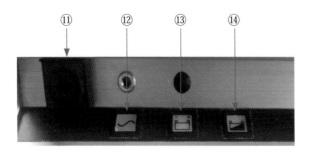

⑪ ON/OFF 按钮　　　　⑬ 电池供电指示灯

⑫ 外部电源指示灯　　　⑭ 电池充电指示灯

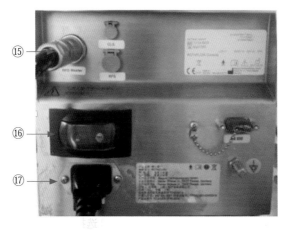

⑮ 驱动单位插口（离心泵）　　⑰ 电源插座

⑯ 主机 ON/OFF 按钮

1.1.2 驱动单元（离心泵）

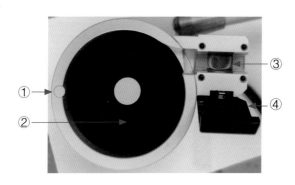

① 前端固定卡槽　　　　　③ 流量及气泡监测
② 离心泵卡槽　　　　　　④ 固定锁具

1.1.3 紧急驱动单元（手摇泵）

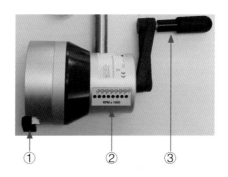

① 固定卡扣　　　　　　　　　　　　③ 手摇柄
② 转速指示灯（1.5～5.0）×1 000r/min

1.2 Sorin 主机

1.2.1 主控面板

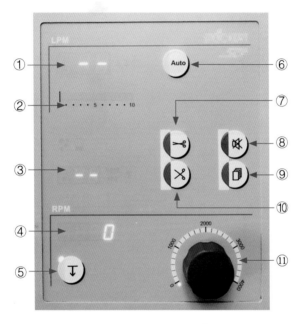

① 流速显示（LPM=L/min）

② LED 流速指示灯（10 对应 10L/min）

③ 压力显示及报警

④ 转速显示（RPM=r/min）

⑤ 低速锁定释放键（1 000r/min 以下）

⑥ 自动键（激活血流控制模式）

⑦ 阻断夹闭按钮

⑧ 关闭（报警）声音按钮

⑨ 设置按钮

⑩ 阻断开放按钮

⑪ 转速调节旋钮

1.2.2　触摸屏界面

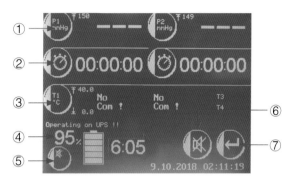

① 报警设置（压力、气泡、转速、流量）

② 计时器

③ 温度监测及报警设置

④ 电池电量百分比及可用时间

⑤ 电池报警消音按钮

⑥ 关闭（报警）声音按钮

⑦ 菜单键

1.2.3 驱动单元（离心泵）及流量监测装置

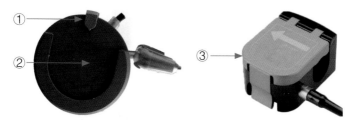

① 固定卡扣　　　　　　　　③ 流量监测装置

② 离心泵卡槽

1.2.4 紧急驱动单元（手摇泵）

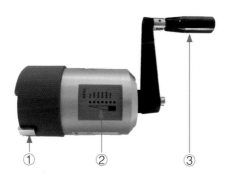

① 固定卡扣　　　　　　　　③ 手摇柄

② 转速指示灯（1 000～3 500r/min）

1.3 变温水箱

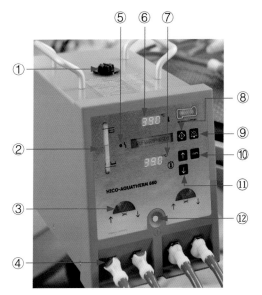

① 注水口
② 水位刻度
③ 水流转盘
④ 水管连接处（另一侧备用）
⑤ 报警指示灯
⑥ 实际水温
⑦ 预设水温

⑧ 自检按钮
⑨ 关闭（报警）声音按钮
⑩ 预设确认按钮
⑪ 温度设定·660 型：35～39℃
　　温度设定·550 型：15～39℃
⑫ 开关键

1.4 空氧混合器

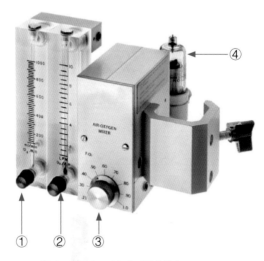

① 0～1 000ml/min 调节旋钮

② 0～10L/min 调节旋钮

③ 氧浓度调节旋钮(21%～100%)

④ 水蒸气收集装置

（顾思超 郭翎茜）

附1 Maquet 报警设置

以流量报警设置为例(参照 1.1.1 Maquet 主机面板)：

连续点击设置按钮(按键⑦)→选择 SET FLIM →点击选择按钮(按键⑥)至所需报警值(0.1～5.0)→长按设置按钮3秒,听到提示音结束,屏幕返回主界面,设置成功。

附2 ECMO 导管及穿刺套包

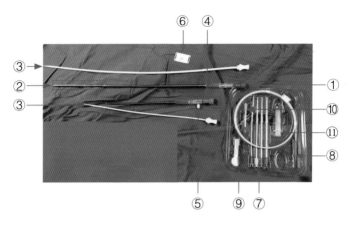

① 蓝色引流导管

② 多级引流侧孔

③ 白色引导鞘管

④ 红色灌注导管

⑤ 侧支灌注用接口

⑥ 固定卡扣

⑦ 12～18Fr 扩张鞘管

⑧ 150cm 导丝

⑨ 尖刀

⑩ 穿刺针

⑪ 注射器

2. 适应证

2.1 急性呼吸窘迫综合征适应证

ECMO 用于急性呼吸窘迫综合征（ARDS）治疗已有多种预测评分（附录 1），可为临床实施 ECMO 提供参考、评估预后。相关传统适应证为挽救治疗［采用肺保护性通气，潮气量（VT）6ml/kg，呼气末正压（PEEP）≥ 10cmH$_2$O（1cmH$_2$O=0.098kPa），并且联合肺复张、俯卧位通气和高频振荡通气等手段］吸纯氧条件下：

✓ 氧合指数（PaO$_2$/FiO$_2$）<100mmHg（1mmHg=0.133kPa），或肺泡 – 动脉血氧分压差（P$_{A-a}$O$_2$）>600mmHg。

✓ 通气频率 >35 次 /min 时 pH<7.2，且平台压 >30cmH$_2$O。

✓ 年龄 <65 岁。

✓ 机械通气时间 <7 天。

最近发布的 EOLIA 研究采用如下标准，满足以下之一：

✓ PaO$_2$/FiO$_2$<50mmHg 超过 3 小时。

✓ PaO$_2$/FiO$_2$<80mmHg 超过 6 小时。

✔ 动脉血 pH<7.25 并伴有 $PaCO_2$>60mmHg 超过 6 小时。

2.2 肺移植适应证

✔ 术前应用指征:术前病人无法维持通气或 / 和氧合,可考虑应用清醒 ECMO 以避免气管插管所带来的肺部感染等相关并发症,指征可参考本节 2.1,并进行积极的康复锻炼及营养支持,提高移植的成功率。

✔ 术中应用指征:麻醉后单肺通气不易维持通气或 / 和氧合,肺动脉压较高,预计阻断肺动脉时肺动脉压力急剧升高导致严重血流动力学障碍。

✔ 术后应用指征:严重再灌注肺水肿、急性排斥、感染或手术并发症致严重呼吸衰竭;严重肺动脉高压病人术后可应用 VA-ECMO,有利于左心功能的逐渐恢复。

2.3 慢性阻塞性肺疾病适应证

慢性阻塞性肺疾病急性加重期(AECOPD)病人应用无创机械通气后 1 小时,若伴有以下情况可考虑应用 ECMO: ① $PaCO_2$ > 55mmHg、pH < 7.25; ② pH < 7.30、$PaCO_2$ > 55mmHg, 但 $PaCO_2$ 下 降 值 < 5mmHg。 多 数 AECOPD 病人并不存在难治性的低氧血症,因此应用体外二氧化碳清除(ECCO$_2$R)即能够快速降低 $PaCO_2$ 水平,同

时避免气管插管及相关并发症,有利于康复锻炼。但对于气道分泌物较多且无自主咳痰能力的病人,仍应考虑留置人工气道以利于气道分泌物的引流及控制感染。

2.4 支气管哮喘适应证

✓ 平台压 > 35cmH$_2$O 伴严重呼吸性酸中毒(pH < 7.1)。

✓ 血流动力学难以维持者。

2.5 肺动脉栓塞适应证

✓ 严重血流动力学障碍致血流动力学不能维持者。

✓ 不宜常规溶栓者。

✓ 需要手术迅速解除梗阻者。

2.6 大气道阻塞或胸外科手术适应证

✓ 大气道阻塞而无法气管插管,或气管插管影响手术实施。

✓ 肺功能明显受损的择期或急诊胸外科手术。

2.7 感染性休克适应证

对于难治性感染性休克病人实施ECMO是否获益,目前临床数据尚有争议,若符合以下标准,可以考虑实施,但依赖各中心经验：

　　✓ 经积极液体复苏，仍有全身脏器低灌注表现。

　　✓ 平均动脉压 < 65mmHg。

　　✓ 去甲肾上腺素用量 > 1μg/（kg·min）或 / 和多巴酚丁胺 > 20μg/（kg·min）。

（黄　絮）

3. 禁忌证

ECMO 的实施目前没有绝对禁忌证,但所有病人均应评估此次发病是否存在潜在的可逆性,对于明确不可逆性疾病,不建议实施 ECMO 治疗。若出现以下情况将增加病死率,应充分评估可行性,但不作为决定因素:

✓ 严重脑功能障碍。

✓ 年龄>80 岁。

✓ 较为严重的合并症与并发症。

✓ ECMO 前高水平机械通气时间>7～10 天。

✓ 体重指数(BMI)>45kg/m² 。

✓ 外伤、脏器出血等抗凝禁忌。

✓ 血管病变限制通路建立。

✓ PRESERVE 评分>7 分或 RESP 风险分级 Ⅳ～Ⅴ级。

(黄 絮)

4. 预冲

4.1 **Maquet Rotaflow 系统及 PLS 膜肺（即氧合器）预冲**

✓ 连接电源，并将主机背侧电源开关置于"ON"（前排第一指示灯亮起）。

✓ 打开无菌 ECMO 预冲套包，戴无菌手套，将入口管与泵头连接，用扎带固定连接处。

✓ 连接猪尾巴管（膜肺前后），关闭双通，所有接头确认连接紧密。

✓ 安装膜肺，注意调整各部位距离。

✓ 夹闭两根预冲管的管夹，其中一个预冲管接生理盐水 1 000ml 连接于邻近离心泵三通，另一个预冲管及预冲袋连接于另一个三通，三通方向为膜肺管路与排气阀保持开放，并打开膜肺上黄色排气帽。

✓ 管钳夹闭两个三通间的桥段。

✓ 打开连接生理盐水预冲管管夹，重力作用排空离心泵内气体，直至离心泵及膜肺间连接管路无气体，管钳夹闭离心泵与膜肺间管路，夹闭预冲管管夹，涂抹耦合剂，将离心泵安装到离心泵驱动单元中,关闭锁定固件。

✓ 打开主机正面开关,待自检通过,按下最右侧下的阻断夹闭按钮(1.1.1中⑩所示),上调流量旋钮至任意转速,再降至0,长按零位调整按钮(1.1.1中⑨所示),流量显示为"0"。

✓ 上调转速至1 000～1 500r/min,打开预冲管管夹以及离心泵与膜肺之间管钳。

✓ 可轻轻拍打膜肺促进小气泡排出,顺序排空猪尾巴管、膜肺(打开膜肺背面白色排气阀,半开状态,有水溢出即可)及管路内气体。

✓ 当生理盐水接近到达远端预冲管时,将三通方向更改为膜肺管路与预冲管开放,排气阀方向关闭,并排空桥段内的气体。

✓ 预冲用生理盐水即将排空时,夹闭两根预冲管管夹,将连接于生理盐水的预冲管拔出,并与预冲袋另一接口相连,建立循环,挤压预冲管排空管头中残留空气。

✓ 打开预冲管管夹,调节转速至2 500r/min,保证流量＞1L/min,检查各部位有无空气残留。

✓ 打开两个三通间的管钳,调节流量至4L/min左右。

✓ 确认无气体后夹闭预冲管管夹,转动三通至膜肺管路端口封闭并断开预冲管,三通连接肝素帽,用3M胶带缠绕固定。

✓ 安装黄色排气帽,推至床旁备用。

✓ 安装空氧混合器并与膜肺相连。

✓ 连接变温水箱,水箱注水到刻度线(70%～80%),设定预设温度。

（林 芳 金 丹 南 惠）

4.2 **Sorin Revolution 系统及 D905 膜肺预冲**

✓ 连接电源,电源开关置于"ON"(电源指示灯亮)。

✓ 打开ECMO无菌预冲套包,戴无菌手套,安装膜肺,注意调整各部位距离。

✓ 将预冲袋与膜肺上的排气管连接,打开管夹,置于输液架上。

✓ 连接猪尾巴管及三通(膜肺出口旁及离心泵近端各一个)。

✓ 夹闭预冲管管夹并接生理盐水 1 000ml,另一侧连接离心泵近端三通,三通保持膜肺管路与预冲管开放。

✓ 管钳夹闭预冲管三通与离心泵之间管路。

✓ 打开预冲管管夹,排空管路内气体直至膜肺出口端,并排空猪尾巴管。

✓ 管钳夹闭预冲管远离离心泵一侧膜肺管路,打开预冲管与离心泵之间管钳,重力作用排空泵头气体,直至离心泵与膜肺间连接管路无气体,管钳夹闭离心泵与膜肺间管路,将离心泵安装到离心泵驱动单元中,关闭锁定固件,安装流量传感器。

✓ 打开 ECMO 开关,待自检通过,转速调至 1 000～1 500r/min,打开离心泵与膜肺间管路管钳,继续将膜肺内气体排空。(如废液袋气体过多应排空空气)

✓ 预冲用生理盐水即将排空时,夹闭预冲管与排气管管夹,将连接于生理盐水的预冲管拔出,并与预冲袋另一接口相连,建立循环,挤压预冲管排空管头中残留空气。

✓ 打开另一管钳,并调整流量至 4L/min 左右。

✓ 确认无气体后夹闭预冲管及排气管管夹,转动三通至膜肺管路端口封闭并断开预冲管及排气管,三通连接肝素帽,用 3M 胶带缠绕固定。

✓ 推至床旁备用。

✓ 安装空氧混合器并与膜肺相连。

✓ 连接变温水箱,水箱注水到刻度线(70%～80%),设定预设温度。

(黄　虹　张　丹)

5. 术前准备

5.1 物品准备

类别	项目	数量	位置	操作人员
无菌物品	ECMO 手术包	1 个	无菌柜	医生
	ECMO 专用洞巾	1 个		
	手术衣	4 件(2 包)		
	大治疗巾	2 包		
一般物品	大瓶碘伏	1 瓶	清洁间	护士
	医用帽子	1 包		
	无菌手套	4 副	治疗室	
	28mm 角针	2 个		
	0 号慕斯线	2 包		
	3M 伤口敷料大 / 小	2/2 个		
	3M 肉色胶布	1 卷		
	美皮康	2 个		
	弹力绷带	1 卷		
	抗感染三通	4 个		

续表

类别	项目	数量	位置	操作人员
一般物品	肝素帽	4个	治疗室	护士
	无菌纱布	数包		
	深静脉导管套包	1个	贵重柜	
药品准备	灭菌注射用水 500ml	2瓶	治疗室	
	乳酸钠林格液 500ml	2袋		
	生理盐水 500ml	2瓶		
	0.9% 生理盐水 100ml	2袋		
	5% 葡萄糖 100ml	2袋		
	罗库溴铵	5支	治疗室冰箱	
	肝素钠	5支		
	利多卡因	2支	备用药品柜	
	去甲肾上腺素	5盒		
	多巴胺	2盒		
	丙泊酚 50ml	1盒		

5.2 病人准备

✓ 若病情允许,留置 PICC。

✓ 留置动脉测压管路、胃管、尿管。

- ✓ 外周静脉留置针≥3个。
- ✓ 颈部、腹股沟处备皮。
- ✓ 电推刀剃头。
- ✓ 氯己定溶液(洗必泰)全身擦浴。
- ✓ 备血(红细胞4U、血浆800ml)。
- ✓ 纠正凝血功能,输血后监测活化凝血时间(ACT)。
- ✓ 胃黏膜保护剂输注。
- ✓ 超声评估(附录2)。

（赵金金　杨　芳）

6. ECMO 的模式及建立

手术记录模板见附录5。

6.1　ECMO 的模式选择

模式	技术特点
①股静脉 – 颈内静脉 VV-ECMO 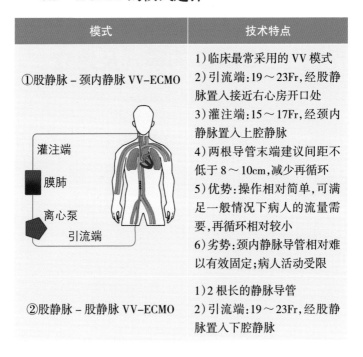 灌注端 膜肺 离心泵 引流端	1）临床最常采用的 VV 模式 2）引流端:19～23Fr,经股静脉置入接近右心房开口处 3）灌注端:15～17Fr,经颈内静脉置入上腔静脉 4）两根导管末端建议间距不低于 8～10cm,减少再循环 5）优势:操作相对简单,可满足一般情况下病人的流量需要,再循环相对较小 6）劣势:颈内静脉导管相对难以有效固定;病人活动受限
②股静脉 – 股静脉 VV-ECMO	1）2 根长的静脉导管 2）引流端:19～23Fr,经股静脉置入下腔静脉

续表

模式	技术特点
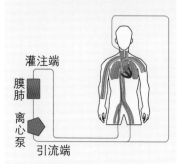	3）灌注端：19Fr，建议使用侧孔较少的导管，经股静脉置入接近右心房开口处。（红色管路） 4）两根导管末端建议间距大于 8cm，以减少再循环 5）优势：穿刺迅速、安全，置管相对容易 6）劣势：流量受限，病人活动受限
③高流量 VV–V（静脉静脉 – 静脉）ECMO	1）基本操作及要求同股静脉 –股静脉 VV–ECMO 2）在此基础上，经右侧颈内静脉置入 17Fr 动脉导管，与股静脉引流端用 Y 型接头连接 3）双引流：股静脉（下腔静脉）+ 颈内静脉（上腔静脉） 4）优势：引流充分，可达到高流量辅助 5）劣势：操作复杂；颈内静脉导管相对难以有效固定；病人活动受限；再循环高

续表

模式	技术特点
④双腔静脉导管 VV-ECMO 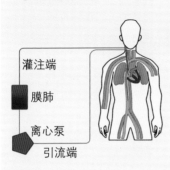	1) 需双腔静脉导管(29～33Fr),国内暂无耗材 2) 引流端:双腔导管引流侧,上腔静脉 + 下腔静脉双引流 3) 灌注端:双腔静脉灌注侧,开口朝向三尖瓣开口 4) 优势:不影响病人活动;再循环低 5) 劣势:导管直径粗,损伤大;导管位置定位及固定技术要求高;流量受限
⑤股静脉 - 股动脉 VA-ECMO 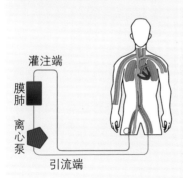	1) 临床最常采用的 VA 模式 2) 常规超声评估血管 3) 引流端:19～23Fr,经股静脉置入接近右心房开口处 4) 灌注端:15～17Fr,经股动脉全部置入 5) 侧支灌注管:6～8Fr 血管鞘管,置入同侧股浅动脉,与灌注管连接,预防下肢缺血发生 6) 优势:建立相对容易 7) 劣势:增加心脏后负荷;当同时合并肺功能严重受损时,存在上半身缺氧风险

模式	技术特点
⑥快速股静脉 – 股动脉 VA-ECMO 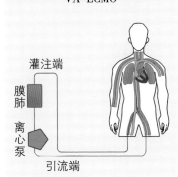 灌注端 膜肺 离心泵 引流端	1）用于 ECPR、心搏骤停等急诊情况 2）引流端：19～21Fr，经静脉置入接近右心房开口处 3）灌注端：15～17Fr，股动脉全部置入 4）优势：迅速建立，可提供最基本的流量辅助 5）劣势：流量受限；管路内可能压力过高；侧支灌注导管可能在 ECMO 建立后再放置
⑦高流量 VV-A（静脉静脉 – 动脉）ECMO 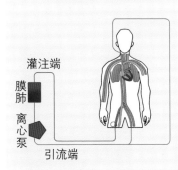 灌注端 膜肺 离心泵 引流端	1）由 VV-ECMO 或 VA-ECMO 演变而来 2）引流端： √股静脉：19～23Fr，置于接近右心房开口处 √颈内静脉：15～17Fr，置于上腔静脉 3）灌注端：17Fr 动脉导管，股动脉全部置入，建议放置侧支灌注导管 4）优势：可提供较高的流量辅助 5）劣势：操作相对复杂，病人活动受限

续表

模式	技术特点
⑧中心插管 **VA-ECMO** 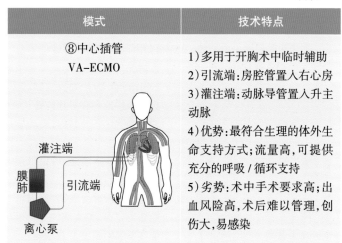	1）多用于开胸术中临时辅助 2）引流端:房腔管置入右心房 3）灌注端:动脉导管置入升主动脉 4）优势:最符合生理的体外生命支持方式;流量高,可提供充分的呼吸/循环支持 5）劣势:术中手术要求高;出血风险高,术后难以管理,创伤大,易感染

（李　敏　李昌龙）

6.2 穿刺建立 VV-ECMO

步骤	操作要求及注意事项	图示
环境准备	干净整洁,宽敞明亮,适于无菌操作,限制人员,减少拥挤、穿插	

续表

步骤	操作要求及注意事项	图示
人员 （设备） 准备	医师 4 人 √颈内静脉:2 人 √股静脉:2 人 ECMO 仪器负责 1 人 呼吸治疗师 1 人 护士至少 3 人 √护士 1:负责管路的预冲 √护士 2:负责物品准备及术中配合 √护士 3:配合护士 1 预冲及负责病人生命体征的监测,遵医嘱给药、补液、输注血液制品,做护理记录	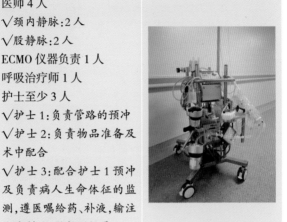
操作者	洗手,穿手术衣,戴口罩、帽子、无菌手套	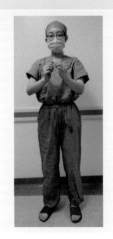

续表

步骤	操作要求及注意事项	图示
消毒	尽量大的无菌范围,双侧 √颈内:包括下颌、耳后、乳头平面以上 √双侧腹股沟:肚脐以下、膝盖以上,注意会阴区	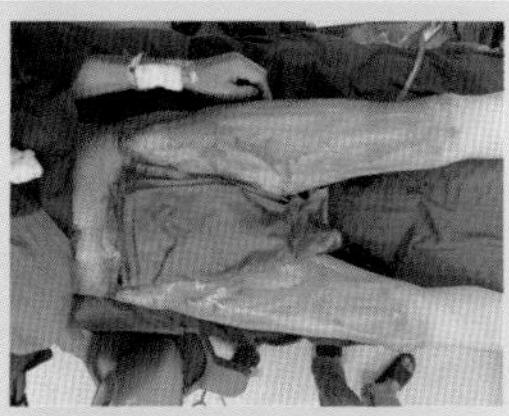
铺巾	√穿刺区域无菌小方巾 √双孔无菌洞巾,铺满整个床单元	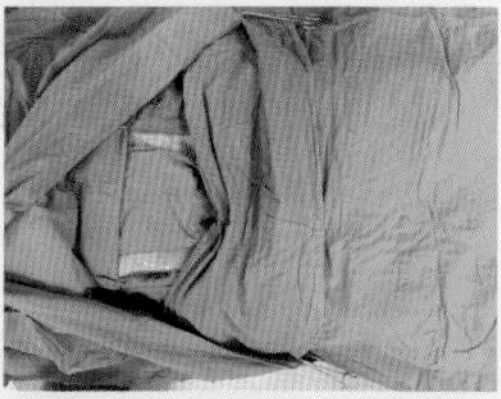
导管准备	√肝素盐水(肝素 5 000U+500ml 生理盐水)湿润管路	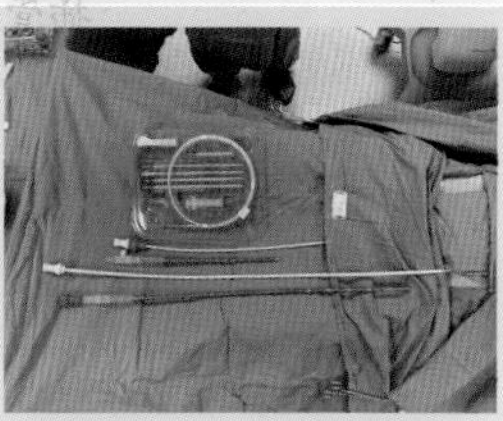
超声引导下穿刺	√颈内静脉:选择中路穿刺并留置深静脉导管 √股静脉:贴近腹股沟韧带斜 30°～45°进针并留置 ECMO 导丝	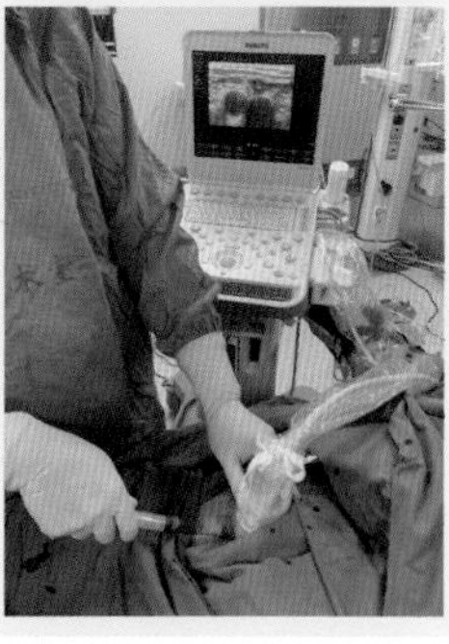

续表

步骤	操作要求及注意事项	图示
确定血管属性	√超声确定导丝位置 √放置鞘管,拔出导丝,回抽见静脉血,连接盐水输液管,可见输液顺畅,测压力不高 *注意:仅凭肉眼观察血液颜色、穿刺针中血液涌出的情况,不能完全最终确定	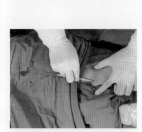
置管过程注意事项	√刀片切皮:皮肤切口"刚刚好",适合插管粗细,减少出血 √沿导丝(150cm)逐层扩张鞘管,每次间隔不超过2Fr √注意导丝深度,监测有无心律失常 √始终保持导丝活动顺畅 √动作轻柔,切勿粗暴 √旋转动作多于直接的前进动作 √确保每次扩张充分 √人员配合	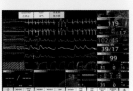

续表

步骤	操作要求及注意事项	图示
置管过程注意事项	√充分扩张皮下后，外周静脉推注肝素负荷量 20～30U/kg，同时外周静脉泵入肝素 7.5～20U/(kg·h)，肝素化 2 分钟左右沿导丝置入 ECMO 导管（股静脉置管初始置入 30cm，避免尖端损伤心房） √撤离导丝	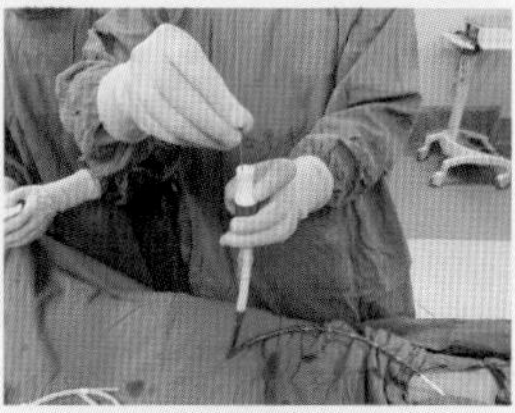 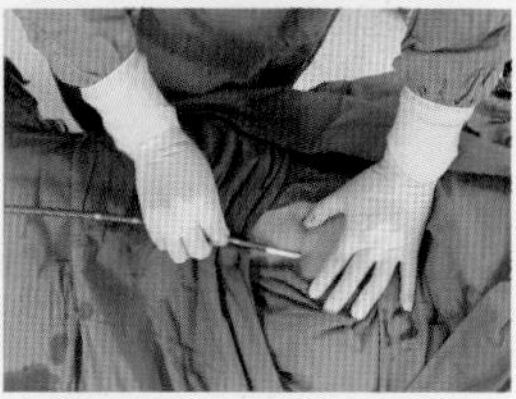
置入深度	√颈内静脉：15cm √股静脉：经验性根据身高初步估测 38cm（160cm）、40cm（165cm）、42cm（170cm）、45cm（175cm）、48cm（180cm）	
连接步骤	√准备相应器械	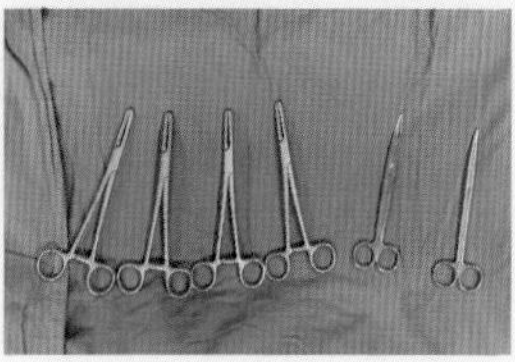

续表

步骤	操作要求及注意事项	图示
连接步骤	√取出 ECMO 套包无菌盒/袋中的无菌部分,两把管钳分别距离 U 型接头 10cm 处阻断,护士再次确认膜肺及离心泵内无气体,剪断 U 型连接部分 √导管内芯固定,将 ECMO 导管送至预设深度(二者分离) √撤离导管内芯,管钳阻断(切勿钳夹 ECMO 导管金属部分) √一人两手对接管口(管路尽量接近水平位置),一人持续滴入盐水 √导管与管路完全对接,无气泡	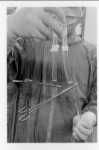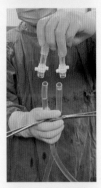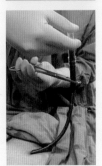

续表

步骤	操作要求及注意事项	图示
连接步骤		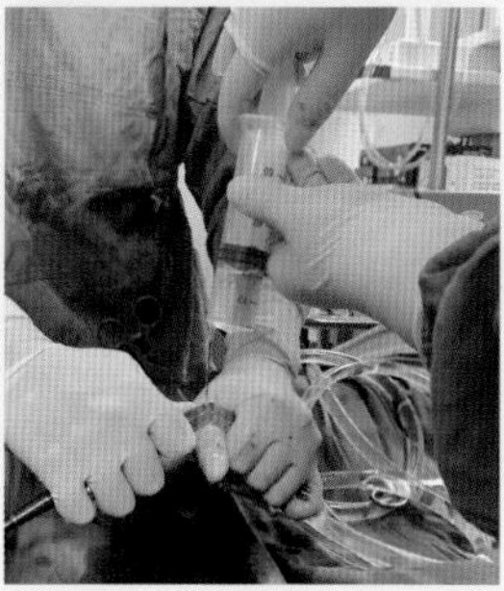
设置及注意事项	ECMO 初始转速 1 500r/min，气流量 2L/min，开始运转，注意运行状况 √可提前输注胶体液及血液制品 √多数病人会出现血压一过性下降，可适当应用血管活性药 √调节转速至 4 500r/min（Maquet）、3 000r/min（Sorin），并记录最大血流量，注意有无引流管管路抖动 √调节血流量至 60～80ml/（kg·min）（成人），维持 SpO_2 在 80%～85% 以上，气流量：血流量 =1:1，调节水箱温度至 36.5～37.0℃	

续表

步骤	操作要求及注意事项	图示
设置及 注意 事项	√调节呼吸机参数(详见 7.1 机械通气的管理) √30 分钟后复查 ACT、血 气,调整抗凝药物剂量及 ECMO、呼吸机参数	
缝合 伤口	√穿刺口荷包缝合 √双线 8 字缝合 √固定夹缝合 √伤口敷料覆盖 √泡沫敷料保护皮肤及弹 力绷带固定管路	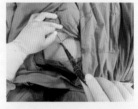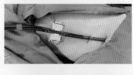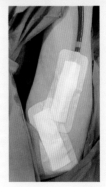

续表

步骤	操作要求及注意事项	图示
缝合 伤口		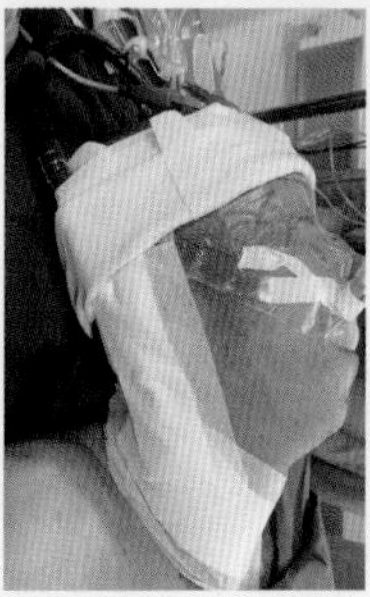
其他	垃圾分类处理,洗手,记录	

（李　敏　张泽宇）

6.3　穿刺建立 VA–ECMO

步骤	操作要求及注意事项
环境准备	干净整洁,宽敞明亮,适于无菌操作,限制人员,减少拥挤、穿插
人员准备	医师 3～4 人 √股动脉:2 人 √股静脉:2 人 ECMO 仪器负责 1 人 呼吸治疗师 1 人 护士至少 3 人 √护士 1:负责管路的预冲 √护士 2:负责物品准备及术中配合

续表

步骤	操作要求及注意事项
人员准备	√护士 3：配合护士 1 预冲及负责病人生命体征的监测，遵医嘱给药、补液，输注血液制品，做护理记录
操作者	洗手，穿手术衣，戴口罩、帽子、无菌手套
消毒	双侧腹股沟：肚脐以下、膝盖以上，注意会阴区
铺巾	√穿刺区域无菌小方巾 √双孔无菌洞巾，铺满整个床单元
导管准备	肝素盐水（肝素 5 000U+500ml 生理盐水）湿润管路及 6Fr 或 8Fr 鞘管 1 根
超声引导下穿刺	√同侧及对侧血管均可 √股动脉、股静脉：贴近腹股沟韧带斜 30°～45°进针并留置 ECMO 导丝 √超声引导下先置入 6Fr 或 8Fr 鞘管于股浅动脉内
确定股静脉	√超声确定导丝位置 √放置鞘管，拔出导丝，回抽见静脉血，连接盐水输液管，可见输液顺畅，测压力不高 *注意：仅凭肉眼观察血液颜色、穿刺针中血液涌出情况，不能完全最终确定
确定股动脉	√超声确认导丝位置 √放置鞘管，见鲜红色动脉血搏动性喷出 √连接盐水输液管，见血液平面上升

续表

步骤	操作要求及注意事项
置管过程注意事项	√刀片切皮:皮肤切口"刚刚好",适合插管粗细,减少出血 √沿导丝(150cm)逐层扩张鞘管(每次间隔不超过2Fr) √注意导丝深度,监测有无心律失常 √始终保持导丝活动顺畅 √动作轻柔,切勿粗暴 √旋转动作多于直接的前进动作 √确保每次扩张充分 √人员配合 √充分扩张皮下后,外周静脉推注肝素负荷量20~30U/kg,同时外周静脉泵入肝素7.5~20U/(kg·h),肝素化2分钟左右沿导丝置入ECMO导管(股静脉置管初始置入30cm,避免尖端损伤心房) √撤离导丝
置入深度	√股动脉:全部置入 √股静脉:经验性根据身高初步估测 38cm(160cm)、40cm(165cm)、42cm(170cm)、45cm(175cm)、48cm(180cm)
连接步骤	√取出ECMO套包无菌盒/袋中的无菌部分,两把管钳分别距离U型接头10cm处阻断,护士再次确认膜肺及离心泵内无气体,剪断U型连接部分 √撤离导管内芯,管钳阻断(切勿钳夹ECMO导管金属部分)

续表

步骤	操作要求及注意事项
连接步骤	√一人两手对接管口,一人持续滴入盐水 √导管与管路完全对接 √双公头连接管,连接动脉导管侧孔及 6Fr 或 8Fr 血管鞘管
设置及注意事项	ECMO 初始转速 1 500r/min,气流量 2L/min,开始运转,注意运行状况 √可提前输注胶体液及血液制品 √适当应用血管活性药 √调节转速至 Maquet 4 500r/min、Sorin 3 000r/min,并记录最大血流量,注意有无引流管管路抖动 √调节血流量至 2.5～4L/min(成人),气流量:血流量 =1:1,调节水箱温度至 36.5～37.0℃ √调节呼吸机参数(详见 7.1 机械通气的管理) √ 30 分钟后复查 ACT、血气,调整抗凝及 ECMO、呼吸机参数
缝合伤口	√穿刺口荷包缝合 √双线 8 字缝合 √固定夹缝合 √伤口敷料覆盖 √泡沫敷料保护皮肤及弹力绷带固定管路
其他	垃圾分类处理,洗手,记录

(李 敏 翟天姝)

6.4 特殊情况下的模式转换

6.4.1 VV-ECMO 改 为 V-AV(静 脉－动 脉 静 脉) ECMO 模式

病人在 VV-ECMO 模式下同时逐渐出现循环衰竭,为同时改善呼吸及循环功能,在不撤离原颈内静脉 ECMO 导管的情况下,可选用此方法。

步骤	操作要求及注意事项
导管准备	√体外循环套包(附 3/8 英寸体外循环管路 100cm 1 根,Y 型接头及一字接头若干)
连接步骤	√留置股动脉导管及 6Fr 或 8Fr 侧支灌注管 √撤离股动脉导管内芯,管钳阻断 √取出 3/8 英寸体外循环管路 1 根 √一端与股动脉导管连接,另一端与 Y 型接头连接,充满肝素盐水 √ECMO 转速降至 1 500r/min √以 ECMO 灌注端(颈内静脉)管路距穿刺点约 1m 处为中心,消毒 50cm,两把管钳阻断,管钳间距离约 30cm,ECMO 转速降至"0",于中心点剪断管路 √管路断口,分别连接 Y 型接头两侧,确保无气泡 √连接股动脉导管侧孔及 6Fr 或 8Fr 侧支灌注管 √ECMO 再次运行,注意运行状况 √监测灌注端流量分配情况,用霍夫曼夹分配血流量

续表

步骤	操作要求及注意事项
示意图	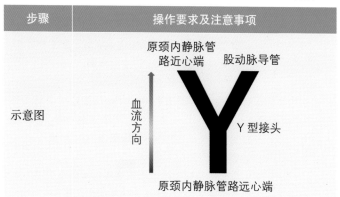

注：1 英寸 =2.54cm。

6.4.2 VV-ECMO 模式更改为 VV-A（静脉静脉 - 动脉）ECMO 模式

病人在 VV-ECMO 模式下出现循环衰竭（如心搏停止、右心衰竭等），为迅速改善循环功能，在不撤离原颈内静脉 ECMO 导管的情况下，可选用此方法。

步骤	操作要求及注意事项
导管准备	√体外循环套包（附 3/8 英寸体外循环管路 100cm 1 根，Y 型接头及一字接头若干）

续表

步骤	操作要求及注意事项
连接步骤	√留置股动脉导管及 6Fr 或 8Fr 侧支灌注管 √撤离股动脉导管内芯,管钳阻断 √ECMO 转速降至 1 500r/min √以 ECMO 灌注端(颈内静脉)管路距穿刺点约 1m 处为中心,消毒 50cm,两把管钳阻断,管钳间距离约 30cm,ECMO 转速降至"0",于中心点剪断管路 √原颈内静脉管路远心端连接股动脉导管 √双公头连接管,连接动脉导管侧孔及 6Fr 或 8Fr 侧支灌注管 √ECMO 血流量调整至 3～4L/min √VA-ECMO 开始运行,注意运行状况 √取出 3/8 英寸体外循环管路 1 根,并通过一字接头与原颈内静脉管路近心端连接,充满肝素盐水,另一端连接 Y 型接头 √以 ECMO 引流端(股静脉)管路距穿刺点约 1m 处为中心,消毒 50cm,ECMO 转速降至 1 500r/min,两把管钳阻断,管钳间距离约 30cm,ECMO 转速降至"0",于中心点剪断管路 √两断端分别连接 Y 型接头剩余接头,确保无气泡 √VV-A ECMO 再次运行,注意运行状况

续表

步骤	操作要求及注意事项
示意图	

（李　敏）

7. 日常管理

7.1 机械通气的管理

机械通气是影响 ECMO 病人预后的重要因素,但理想的通气策略仍不明确。目前认为 ECMO 病人机械通气管理的重点是最大限度地避免或减少呼吸机相关肺损伤的发生(即"超保护性肺通气"策略或"肺休息通气"策略),促进萎陷肺泡的复张,临床中可以同时联合俯卧位改善低氧血症、促进分泌物清除。

【 ECMO 辅助下呼吸机设置 】

参数	推荐初始设置
呼吸机模式	压力控制(PC)模式
PC	$10\sim15cmH_2O$(潮气量 $\leqslant4ml/kg$)
平台压	$\leqslant25cmH_2O$
PEEP	$10\sim12cmH_2O$,或采用食管压力或电阻抗成像等监测技术指导个体化设置
呼吸频率	$4\sim25$ 次 /min
吸氧浓度	$\leqslant50\%$

(夏金根　陶　程)

7.2 气道管理

7.2.1 气管切开时机和操作

为减少出血风险,ECMO病人应尽量避免气管切开。但对于需要长期有创通气(气管插管超过7～14天仍未能撤离)或预计无法短期撤离呼吸机的ECMO病人,气管切开具有增加病人舒适度、减少呼吸机相关性肺炎(VAP)的发生、利于撤机和早期活动等优点,亦可考虑气管切开。

关于ECMO病人气管切开的最常见并发症为气道出血,但其危险因素并不和操作前血小板数量、是否停用肝素及气管切开前ECMO运行时间等因素有关。为提高ECMO病人气管切开的安全性,建议气管切开方式首选经皮气管切开,操作前停用肝素至少6小时;由经验丰富的临床医生操作;在床旁纤维支气管镜引导下操作;气管切开前尽量维持血小板$> 80 \times 10^9$/L。

7.2.2 吸痰方式

为减少交叉感染机会和避免吸痰时肺泡塌陷,建议使用密闭式吸痰管;同时为避免吸痰操作导致的气道内出血,应常规进行浅吸痰(吸痰管不超过人工气道末端)。

(夏金根)

7.3 清醒 ECMO

清醒 ECMO（AECMO）是近年来提出的一种新的 ECMO 应用策略，指 ECMO 在没有气管插管、清醒和能够自主呼吸病人中的应用。AECMO 具有以下明显的临床优势：能够避免 VAP 和降低机械通气相关性肺损伤（VALI）的发生；减少了镇静和镇痛药物的使用，利于早期活动和康复；保留自主呼吸能够促进肺通气的均匀分布，亦减少机械通气相关性膈肌功能障碍（VIDD）的发生等。

7.3.1 AECMO 的评估

✓ 原发病得到一定的控制。

✓ 神志清楚。

✓ 气道保护能力强。

✓ 血流动力学稳定，无严重的心律失常。

✓ 辅助通气模式，峰压 ≤ 20cmH₂O，PEEP ≤ 10～12cmH₂O，FiO₂ ≤ 0.5。

✓ 具有发生 VAP 的高危因素（如病人存在明显的免疫抑制）。

✓ 出现气压伤或具有气压伤的高危风险（如影像学发现肺泡气囊、肺大疱）。

✓ ECMO 运转正常，能够达到所需流量要求，凝血纤溶指标稳定。

7.3.2　AECMO 的实施

✓　拔管后根据病人的耐受性选择无创正压通气、经鼻高流量吸氧、储氧面罩或鼻导管吸氧。

✓　适当增加 ECMO 气流量和血流量，以降低病人呼吸驱动，降低呼吸功，减少肺损伤。

✓　拔除气管插管后加强营养支持，重视呼吸康复和早期活动。

（夏金根　巴文天）

7.4　膜肺管理

✓　每日观察膜肺血栓情况，护理交班中如实描述，如：目前膜肺共有血栓 ×× 处，其中膜肺前 ×× 处，分别为 3 点钟方向，1cm×1cm 黑色血栓……；膜肺后 ×× 处，分别为 6 点钟方向，2cm×3cm 黑色血栓……。

✓　每日测量应用膜肺前（本文简称膜前）、应用膜肺后（本文简称膜后）血气：呼吸机条件不变，将 ECMO 空氧混合器氧浓度调到 100%，分别测量膜前及膜后血气，若膜前血氧饱和度 > 80%，应考虑膜肺再循环过高，结合 X 线胸片或超声调整 ECMO 管路位置；膜后血氧饱和度 < 95% 或氧分压 < 200mmHg，考虑膜肺功能下降，应更换膜肺。

✓　每日监测膜前、膜后压力差：相同转速情况下，压力差应小于 50mmHg，超过 150mmHg 提示膜肺血栓较多，应更换膜肺。

✓ 出现溶血表现：游离血红蛋白（Hb）> 0.1g/dl，或伴有其他原因无法解释的血红蛋白下降、胆红素升高、血尿、高钾血症及急性肾损伤（AKI），可补充血容量或降低转速并监测相关指标，若仍无明显改善应考虑更换膜肺。

✓ 相同转速下，ECMO 血流量出现下降，但流量稳定且无引流端频繁"抖管"，应重新校零及涂抹耦合剂，若血流量仍下降，应考虑 ECMO 管路及膜肺血栓形成，需评估血栓部位及脱落风险，可适度提高抗凝水平，必要时可推注负荷量肝素。若血流量低至 2L/min 以下，无法维持病人氧合，应及时更换 ECMO 全套部件，重新置管并启用新膜肺，对于疑似血栓脱落病人，可采用溶栓治疗或改为 V-AV 支持模式。

（顾思超　吴小静）

7.5　镇痛镇静

ECMO 病人的镇痛镇静策略与机械通气病人并无明显不同，对于严重低氧血症病人可早期采用深镇静甚至加用肌松剂，但肌松剂使用一般不超过 72 小时。对于病情相对平稳者，应保持浅镇静并进行每日唤醒，以评估意识状态及自主呼吸情况。

【ECMO 对常见药物的影响】

药物	影响
吗啡（推荐）	轻 – 中度药物隔离效应,可能需要调整剂量,证据尚不明确
芬太尼类	超过 24 小时后显著的药物隔离效应,需增加剂量或更换其他药物
咪达唑仑	超过 24 小时后显著的药物隔离效应,需增加剂量或更换其他药物
丙泊酚	45 分钟隔离量约 70%,需增加剂量或更换其他药物
右美托咪定	1 小时隔离量约 40%,需增加负荷剂量,维持剂量调整尚无证据

（于　猷）

7.6　抗凝监测及出血

7.6.1　适应证

若病人无明显的凝血功能异常或出血倾向,则应进行抗凝治疗。

7.6.2　抗凝药物的选择

无抗凝血酶Ⅲ（AT Ⅲ）缺乏者首选普通肝素,次选阿加曲班、比伐卢定（AT Ⅲ缺乏者、肝素诱导的血小板减少症）。

7.6.3 抗凝监测

初始抗凝目标:应注意个体化

监测项目	项目名称	参考范围	优点	缺点
ACT	活化凝血时间	建议140～180秒	√床旁检测 √方便快速	影响因素多
APTT	活化部分凝血活酶时间	建议50～60秒	√比ACT相关性稍好 √实验室检测 √重复性好	影响因素多
TEG	血栓弹力图		√反映凝血全貌 √复杂出血的判断	价格贵
Anti-Ⅹa	抗Ⅹa因子活性	0.3～0.7ml/U	√和肝素相关性最好	开展较少

其他凝血指标的监测及目标范围

监测项目	项目名称	参考范围
PLT	血小板	$80×10^9$/L以上
PT	凝血酶原时间	较正常值延长不超过3～5秒
Fib	纤维蛋白原	2～4g/L
ATⅢ	抗凝血酶Ⅲ	60%以上
D-dimer	D-二聚体	监测动态变化

7.6.4 肝素抗凝期间药物剂量调整

在置入 ECMO 导管前,对多数病人需予以冲击剂量给药 20～30U/kg,此后在 ECMO 运行过程中持续静脉泵入;平均泵入剂量为 7.5～20U/(kg·h),成人用量一般不超过此范围,根据相关凝血指标调整抗凝药物剂量。可参照根据体重调整普通肝素用量的 Raschke 方案。

【Raschke 方案】

APTT		肝素剂量的调节
秒	控制倍数	首剂负荷剂量 80U/kg,随后 18U/(kg·h)维持
<35	<1.2	80U/kg 静脉推注,增加 4U/(kg·h)
36～45	1.2～1.5	40U/kg 静脉推注,增加 2U/(kg·h)
46～70	1.5～2.3	维持原剂量
71～90	2.3～3.0	将维持量减少 2U/(kg·h)
>90	>3.0	停药 1 小时,随后减量 3U/(kg·h)给药

7.6.5　阿加曲班

国内病人对阿加曲班较敏感,泵入剂量多在 0.05～0.2μg/(kg·min),泵入药物后 2 小时开始监测 APTT 和 ACT,目标抗凝范围同肝素。

7.6.6　肝素诱导的血小板减少症(HIT)

✓ 血小板减少同时伴有血栓形成。

✓ 免疫介导产生抗肝素－血小板因子 4(PF4)抗体,

导致血小板异常聚集并形成血栓。

　✓　基于 ELISA 法检测抗肝素 –PF4 抗体敏感性较高，特异性较低，需结合临床筛查评分（附录 3）判断 HIT 的可能性。

　✓　若高度怀疑 HIT，应更换为其他药物如阿加曲班进行抗凝治疗。

　常见的 HIT 诊治流程如下图所示：

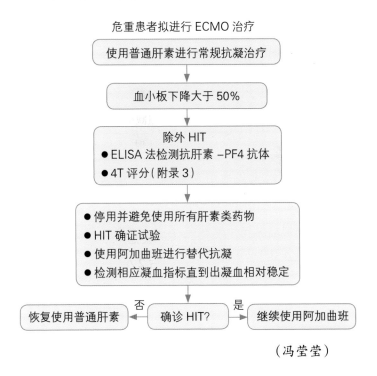

危重患者拟进行 ECMO 治疗

使用普通肝素进行常规抗凝治疗

血小板下降大于 50%

除外 HIT
● ELISA 法检测抗肝素 –PF4 抗体
● 4T 评分（附录 3）

● 停用并避免使用所有肝素类药物
● HIT 确证试验
● 使用阿加曲班进行替代抗凝
● 检测相应凝血指标直到出凝血相对稳定

恢复使用普通肝素　　否　确诊 HIT?　是　继续使用阿加曲班

（冯莹莹）

7.7 输血指征

7.7.1 输血指征及目标

✓ 红细胞:按需输注红细胞,维持红细胞比容(Hct) 35%～40%,Hb>70g/L。

✓ 血小板(PLT):活动性出血,PLT ≤ 50 × 10⁹/L。

✓ 血浆:活动性出血,国际标准化比值(INR)≥ 2,PT 及 APTT 明显延长,AT Ⅲ < 60%。

✓ 纤维蛋白原(Fib):活动性出血,Fib<2g/L。

7.7.2 输血途径

外周静脉,抢救时可用膜肺后通路加压输注。(不推荐)

7.7.3 注意事项

✓ 输血后评估输血效果,监测 ACT 及 APTT 变化,适时调节抗凝方案。

✓ 难治性大出血可考虑应用重组人凝血因子Ⅶa (rⅦa)(每 2～4 小时 50μg/kg)。

✓ 输血速度应尽量减慢,尤其是血浆及血小板,建议不超过 50～100ml/h。

（田　野）

7.8 院内感染的评估

7.8.1 VAP 的识别及防治

ECMO+IPPV 患者 VAP 的识别及防治

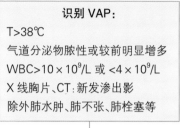

识别 VAP：

T>38℃
气道分泌物脓性或较前明显增多
WBC>10×10⁹/L 或 <4×10⁹/L
X 线胸片、CT：新发渗出影
除外肺水肿、肺不张、肺栓塞等

合格下呼吸道标本

尽快获取病原学 ── 胸腔积液

肺组织

选择合适抗生素：
药敏结果
PK/PD 原则
联合用药
反复送检，动态监测

重视非抗生素防治策略：
声门下吸引、气囊压力监测
抬高床头、手卫生、隔离衣
痰液引流：PPV、多次气管镜
避免过度镇静、早期康复训练
每日评估拔管可能性
把握气管切开时机

PK/PD：药动学 / 药效学；PPV：俯卧位通气。

7.8.2 血流感染(BSI)的识别及防治

识别 BSI:

T>38℃,伴畏寒、寒战

WBC 动态增高或降低

PCT 动态升高

有组织低灌注表现

ECMO 前存在血流感染

除外肺部、泌尿系等其他部位感染加重

插管时间 >7 天
穿刺部位局部破溃等
曾进行管路位置调整

ARDS 病程后期
肺实变、塌陷明显
影像学证实
VT<100ml
PEEP<5cmH₂O
合并 VAP

穿刺点分泌物 – 外周血培养
BALF– 外周血培养

培养结果、药敏结果
是否一致

皮肤、导管来源

肺来源

拔除不必要的血管导管
减少膜肺及管路操作
伤口处消毒、换药
评估撤除 ECMO 可能
必要时更换导管
根据药敏结果选择抗生素

加强引流:气管镜、PPV
开放肺:适当增高 PEEP/ 间断 RM/PPV
抗生素:根据药敏结果选择,联合用药

PCT:降钙素原;RM:肺复张手法。

(黄琳娜)

060

7.9 连续性肾脏替代治疗

7.9.1 适应证及时机

在接受 ECMO 治疗的病人中,AKI 发生率大于 70%,其中约 50% 需肾脏替代治疗。ECMO 病人连续性肾脏替代治疗(CRRT)的启动时间目前尚无定论,相关研究结果并不一致:对于无传统 CRRT 指征的病人,ECMO 早期联合 CRRT 并未显示明显优势。

7.9.2 禁忌证

✓ 无绝对禁忌证。

7.9.3 连接方式及并发症

✓ 直接连接于膜肺管路中预留三通,尽量避免使用离心泵前负压接头,此方法操作简易,连接顺序并无特殊要求:① CRRT 采用膜肺后引血、膜肺前回血方式,存在一定再循环;② CRRT 采用膜肺前引血、膜肺后回血方式,CRRT 引流部分血液未经过膜肺。

✓ 单独置管:抗凝情况下穿刺置管增加出血风险,但此时血流压力低,无机器报警(压力过高)而造成 CRRT 无法运行的风险。

7.9.4 抗凝

✓ 全身肝素化。

✓ 全身抗凝 + 局部枸橼酸钠抗凝:若 CRRT 管路连

接于 ECMO 系统,即使全身肝素化抗凝达标,也易造成 CRRT 管路血栓形成并导致凝血因子消耗及管路中血液弃用。可采用在全身肝素抗凝的基础上,CRRT 继续应用枸橼酸抗凝的方式,枸橼酸输注剂量减半,不强求钙离子浓度达标。

✓ 无肝素 + 局部枸橼酸钠抗凝:病人存在明显抗凝禁忌的情况下,可采用 ECMO 无肝素抗凝 +CRRT 局部枸橼酸抗凝的方式,此时钙离子浓度应达标。

(张　祎)

8. 并发症处理

8.1 低氧的处理

即使将 VV-ECMO 用于治疗重度 ARDS 病人,由于病人自身肺功能几乎完全丧失,靠 ECMO 供氧仅能维持全身氧供的 70%～80%,因此低氧血症发生概率极高。临床中如遇低氧血症可从以下几方面考虑:①若输血情况允许,维持 Hb > 80g/L;②尽可能降低病人氧耗,如控制感染、发热、呼吸功增加、躁动等;③提高 ECMO 供氧能力,监测膜肺功能、减少再循环,部分文献提出降低病人心排血量以增加 ECMO 供氧的比例,但临床中往往不易实现,此处不做推荐;④利用病人自身肺功能,优化呼吸机参数,联合肺复张、俯卧位等治疗方式。

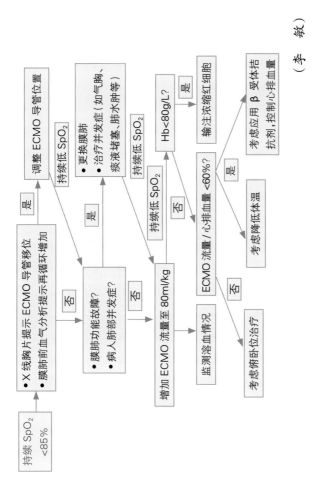

（李　敏）

065

8.2 低流量的处理

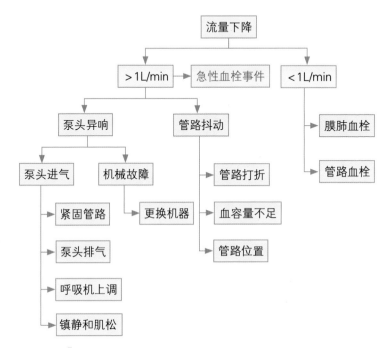

（顾思超　崔晓阳）

8.3 机器故障及处理

ECMO 系统停机

临床表现	√流量显示"0",或黑屏无显示,或显示 ERR(即错误) √病人生命体征急剧波动
可能原因	√ECMO 未连接交流电源,蓄电池电力耗尽 √ECMO 主机故障
预防	√ECMO 主机定期检修 √ECMO 运行时注意电源工作情况 √手摇泵安放在合适位置,以备随时意外发生
处理	√夹闭循环,取出离心泵头,放入手摇泵内启用 √根据 ECMO 停机之前转速,维持手摇泵在相应的转速刻度(1.0=1 000r/min,1.5=1 500r/min,以此类推) √检查 ECMO 电源连接情况,重启主机 √如 ECMO 主机无法工作,启动备机,将离心泵头安放至电动泵,启动 ECMO 运转 √再次核查 ECMO 运行情况

离心泵故障

临床表现	√离心泵工作异常,表现为嗡鸣声、泵头异响等
可能原因	√长时间 ECMO 运转,离心泵过热 √泵头故障
预防	√每日定期检查 ECMO 运转情况,包括离心泵运转情况

续表

| 处理 | √ECMO 转速调至"0",停机,手摇泵驱动
√更换离心泵或启用备机
√再次运转 ECMO,观察运行情况 |

膜肺故障

临床表现	√膜肺后管路血液颜色不鲜红 √膜肺可见大量、多处血栓 √膜肺后血气分析示 CO_2 清除减低,膜肺后血氧饱和度明显降低 √膜肺前后压力差值明显增加($> 50mmHg$) √血浆渗漏:从膜肺排气口处排出黄色泡沫状液体
可能原因	√单个膜肺长时间应用,血气交换能力降低 √抗凝不足,血栓形成 √产品因素:膜肺设计使用时间短
预防	√每日监测膜肺前后血气、压力变化
处理	√排除气源因素影响 √规范抗凝,减少膜肺血栓形成 √如膜肺后 $PmO_2 < 200mmHg$ 或血氧饱和度 $< 95\%$(供气 FiO_2 1.0),需考虑更换膜肺 √若出现血浆渗透,及时更改膜肺

注:PmO_2,膜肺氧分压。

气栓

临床表现	√ECMO 管路内进入气体,多始于离心泵头负压端 √ECMO 离心泵里可见气体,伴血沫形成及异响 √ECMO 流量突然明显降低,或无流量 √如出现大量气体,气体有可能会出现于灌注端管路(目前尚未发生)
可能原因	√离心泵前(负压端)各连接处(三通、接头等)出现松动,或裂痕 √ECMO 转速过大,导致引流端负压过高 √操作相关:负压端进行输液、CRRT 等操作,过程中各接头连接不紧密,导致气体进入
预防	√离心泵头负压端的接口处平时胶布缠绕固定,禁止操作 √Maquet 建议不超过 4 500r/min,Sorin 建议不超过 3 000r/min
处理	√第一时间夹闭膜肺后管路,ECMO 调整转速至"0" √迅速调整呼吸机参数及血管活性药,维持病人生命体征,并随时准备抢救 √气体滞留泵头: ◆ Maquet 机器:①拆下离心泵,依靠重力将气体排至膜肺前,打开黄色排气帽;②重新固定膜肺前各连接三通;③安装离心泵,转速调至 1 500r/min,打开夹闭管钳,转速调至所需转速,建议不超过 4 500r/min;④待膜肺前气体全部排出后,安装黄色排气帽

处理	◆ Sorin 机器：①拆下离心泵，依靠重力将气体排至离心泵前三通处；②于该三通前、后各5cm处夹闭管路；③50ml注射器抽取生理盐水20～30ml；④注射器连接三通后保持与ECMO管路相通，反复抽吸管路内气体，并注射生理盐水；⑤确认无气体后封闭三通，并重新固定膜肺前各连接三通；⑥安装离心泵，转速调至1500r/min，打开各部位管钳，转速调至所需转速，建议不超过3000r/min √气体滞留膜肺： ◆ Maquet 机器：①膜肺前气体通过打开黄色排气帽排出、膜肺后气体通过轻轻松开膜肺后白色排气阀排出，待无气体后重新拧紧白色排气阀；②重新固定膜肺前各三通；③安装离心泵，转速调至1500r/min，打开夹闭管钳，转速调至所需转速，建议不超过4500r/min；④待膜肺前气体全部排出后，安装黄色排气帽 ◆ Sorin 机器：膜肺气体滞留不易观察。若怀疑有气体滞留，可采用如下方式：①夹闭离心泵前任意一个三通的近心端管路；②快速将该三通连接到无菌预冲袋，其内预置200～300ml生理盐水；③无菌预冲袋另一接口连接至膜肺顶部预留排气管，并将排气阀门调到开放状态；④调节转速至2500r/min，轻轻敲击膜肺，待无气泡排出后（约1分钟），调节转速至1500r/min，关闭排气阀门及三通，重新固定膜肺前各三通；⑤打开各部位管钳，转速调至所需转速，建议不超过3000r/min

续表

处理	*注:膜肺上部预留管路目前含血液,关闭阀门后血液无法排出,血流凝固后无法二次使用 √若考虑气体由膜肺后进入病人体内,可采用头低脚高位,以期气体停滞于心房内,后期再通过其他手段抽出心房内气体

流量探测报警

临床表现	√流量监测信号显示异常,提示"SIG"(即流量探测故障)
可能原因	√流量监测槽内超声触面胶(耦合剂)干燥
预防	√建议 3 天更换一次超声触面胶
处理	√对于自身肺功能极差的病人,应加深镇静,上调呼吸机参数至纯氧,尽量维持每分钟通气量 > 2L/min,备好抢救药品 √迅速下调 ECMO 转速至 1 500r/min,管钳夹闭离心泵与膜肺间管路 √下调 ECMO 转速至"0",待监测界面显示为"0"后打开离心泵锁定固件,快速擦拭且清除干涸的超声触面胶并重新涂抹 √重新置于离心泵中并固定,快速上调 ECMO 转速至 1 500r/min 并松开管钳,快速恢复至原转速 √待稳定后下调呼吸机参数至原水平

泵后管路漏血

临床表现	√失血性休克表现(心率增快、血压降低、升压药明显增量) √发现泵后管路有出血 √相同转速下,ECMO 流量减低
可能原因	√三通、猪尾管破裂 √锐器损伤 ECMO 管路
预防	√操作规范,避免损伤 ECMO 泵后各连接配件及管理
处理	√管钳夹闭破裂配件(三通、猪尾管等)的管路两端,更换配件 √输血支持 √软管损伤较小可用无菌骨蜡修补

气源故障

临床表现	√病人 SpO_2 下降,血气分析提示低氧及 CO_2 升高 √可能出现循环波动:心率增快、血压升高或降低 √膜肺后血色变暗 √空氧混合器长鸣
可能原因	√设备带气源压力不足 √空氧混合器损坏、漏气 √氧气瓶供气故障
预防	√常规检测医疗设备,包括设备带气源,以及氧气瓶供气情况
处理	√迅速更换气源(接口),或更换新的氧气瓶

变温水箱硬件故障

临床表现	√低体温表现:体表温度降低,心率减慢 √变温水箱显示实测温度与设置温度不符合
可能原因	√变温水箱硬件故障
预防	√定期检测
处理	√更换变温水箱

（李　敏）

9. 撤离

由于 ECMO 的并发症多致命,因此,ECMO 的撤离应"尽早"。撤离主要分为两种情况:一种情况为出现严重并发症、穿刺部位感染、病情不可逆、不可逆的意识障碍等问题;另一种情况为导致此次呼吸衰竭的病因已经去除或改善,且通过其他呼吸支持手段能够满足目前的气体交换需要。对于肺恢复情况的评估指标主要参考以下标准:原发病的控制及改善、肺顺应性、CO_2 清除能力、氧合情况以及 X 线胸片等,当上述条件改善后可考虑撤除 ECMO 装置。

9.1 评估

✓ 撤离前的呼吸机条件应保持在:吸入氧浓度 < 50%、潮气量 6～8ml/kg 情况下气道峰压 < 30cmH$_2$O、气道平台压 < 25cmH$_2$O、PEEP ≤ 10cmH$_2$O。

✓ 满足上述条件后,可将 ECMO 气流氧浓度降至 21%。

✓ 若 SaO$_2$ 可以维持 90% 以上,则继续下调 ECMO 血流量至 3～4L/min,或在不变动 ECMO 气流氧浓度的情况下,直接将 ECMO 血流量下调至 2L/min。

✓ 观察 24～48 小时,若生命体征稳定可考虑试验性脱机。

✓ VA-ECMO 病人,除需评估肺恢复情况外还需评估心功能恢复情况。通常的心功能恢复指标包括:低剂量血管活性药物即可维持血流动力学稳定、自身脉压 $\geqslant$ 20mmHg。

9.2 试验性脱机

9.2.1 VV-ECMO

VV-ECMO 的试验性脱机较为简单,可通过直接关闭 ECMO 气流的方式进行,而无须对血流量进行调整。部分 ECMO 中心试验性脱机前血流量降至 2L/min 甚至更低,此时血栓发生风险较高,应谨慎进行。关闭气源过程中应密切注意病人生命体征变化,并详细记录(附录 6),达到终止指标后(附录 4)立即恢复 ECMO 气流,且当天不再进行脱机试验,并重新评估病情。具体方法如下:

✓ 调节呼吸机参数(呼吸频率 10～30 次 /min、吸入氧浓度 40%～60%、潮气量 < 6ml/kg、平台压 < 30cmH$_2$O、PEEP < 12cmH$_2$O)至可接受水平。

✓ VV-ECMO 血流量不变,抗凝不变,关闭 ECMO 气流。

✓ 监测 SaO_2、$PaCO_2$、气道压力、呼吸频率、潮气量等变化。

✓ 监测时间为 2～4 小时。

✓ 各项指标符合要求的病人（$SaO_2 > 95\%$、$PaCO_2 < 50mmHg$），可考虑撤离 ECMO。对于单纯 $PaCO_2$ 升高的病人，可评估后更换为较简易的体外二氧化碳清除（$ECCO_2R$）装置。

9.2.2 VA-ECMO

VA-ECMO 的试验性脱机采用动 – 静脉桥的方式进行，具体方法如下：

✓ 示意图

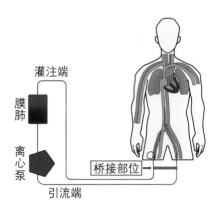

✓ 调节呼吸机参数（呼吸频率 10～30 次 /min、吸入氧浓度 40%～60%、潮气量 < 6ml/kg、平台压 < $30cmH_2O$、

PEEP < 12cmH$_2$O）至可接受水平。

✓ 调节正性肌力药物和升压药用量。

✓ 上调抗凝水平。

✓ 夹闭引流、回流管路,保持膜肺与动－静脉桥低流量持续运转。

✓ 周期性开放夹闭管路,夹闭管路时间每次应少于10分钟,保持 ECMO 装置抗凝充分,无血栓产生。

✓ 监测心率、血压、CVP、SaO$_2$、血乳酸、超声心动等。

✓ 监测时间为 30 分钟至 4 小时,或更长时间。

✓ 试验性脱机成功的病人可考虑撤离 ECMO,对于病情仍不稳定的病人,可考虑肝素盐水封管后保留血管内导管 24 小时,以便重新需要 ECMO 辅助时能够快速连接。

✓ 对于病情稳定、明确无须再次 ECMO 辅助的病人应立即撤除血管内导管。

9.3 ECMO 装置的撤除

步骤	操作要求及注意事项
抗凝	撤离 ECMO 前 2 小时肝素减半,24 小时减停,低分子量肝素序贯
术前准备	√循环支持:去甲肾上腺素 / 多巴胺备用 √适度镇静:丙泊酚 / 右美托咪定 √呼吸支持:可短时间调整呼吸机吸氧浓度至100%,PEEP 酌情调至 10cmH$_2$O 左右

续表

步骤	操作要求及注意事项
操作者	ICU 医师 2 名
无菌原则	洗手、口罩、帽子、手术衣、无菌手套
体位	去枕平卧位
消毒	置管部位需尽量大的无菌范围
铺巾	常规铺巾
操作过程	√夹闭 ECMO 管路,停机 √两人同时准备拔出静脉内导管:一般左手压迫穿刺点近端 1～2cm 处止血,右手快速拔出导管,拔管瞬间应要求少量血液随拔管过程溢出,此时左手所施压力不宜过大,以免血管内导管远端已形成的血栓在拔出时滞留在血管内,造成静脉血栓栓塞 √静脉穿刺伤口压迫至少 30 分钟,动脉穿刺伤口压迫至少 60 分钟 √外科切开留置管路需外科修补 √消毒,无菌敷料覆盖 √观察病情,调整治疗药物及呼吸支持水平
注意事项	√下肢穿刺处,建议常规血管弹力绷带包绕加压 6 小时 √保持平卧,减少屈腿、翻身,翻身采用平板滚动法 √前 2 小时内每半小时检查伤口渗血情况,后每小时检查一次 √股动脉穿刺,应每小时检查足背动脉搏动情况。撤除后 24 小时内可超声评估病人血栓形成情况

续表

步骤	操作要求及注意事项
注意事项	√对于腔静脉压力较低或自主呼吸较强的病人,气体栓塞风险大,可将管路尽量放平、维持气道正压,必要时可使用机械通气的吸气末暂停、短暂应用肌松剂等方法
其他	垃圾分类处理,洗手,记录

（李　敏　顾思超）

10. 院内转运

应充分评估转运 ECMO 病人的必要性及风险,并做充足的物品及人员准备,告知家属转运风险,并签署知情同意书。

10.1 物品准备

✓ 减少非必要的泵入药及输液,保留一路静脉输液通路。

✓ 停止胃肠营养并回抽胃内容物。

✓ 各管路妥善固定:ECMO 管路、胃管、尿管、动脉测压管、引流管等。

✓ ECMO 完成充电,断开电源后电压 > 26V,目前机器运行状态下电压降至 20V、时间长于 30 分钟。

✓ 微量泵、输液泵、转运呼吸机、转运监护仪等电器为满电状态。

✓ 10L 氧气瓶 2 瓶,分别满足 ECMO 及呼吸机 30 分钟使用量。

✓ 抢救药品。

✓ 加温水箱无法携带,冬季应注意病人保暖及 ECMO 管路保温。

✓ 其他:手摇泵、简易呼吸器、50ml 注射器、吸痰管、电源插排、ICU 转运工具箱等。

10.2 人员安排

✓ 指挥 1 人:生命体征监测、ECMO 运转监测。

✓ 保证路径畅通 1 人:电梯、门卫、检查室。

✓ 备用物品 1 人:手摇泵、抢救箱、简易呼吸器、电源等。

✓ 呼吸治疗师 2 人:呼吸机设置、人工气道固定。

✓ 床位移动及搬运:3～4 人。

10.3 仪器摆放

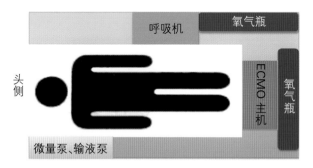

（顾思超　蔡　莹）

11. 日常维护

项目	维护内容		
存放温度	−18～45℃		
存放相对湿度	10%～96%		
存放气压	70～106kPa		
每次使用后	避免使用酒精成分擦洗金属表面,可使用家庭清洁剂、不脱毛布块擦除所有超声触面胶		
每月	电池充满一次		
每6个月	电池检测一次		
	以下情况考虑更换电池	每2年	
		电池8.5小时内无法充满	
		充满后系统运转时间＜30分钟	
每操作满1 000小时	授权人员检修		
每12个月			

厂家维修电话:010-8××××××××,手机号码:13×××××××××

附录1 急性呼吸窘迫综合征相关预测评分

（一）RESP 评分

参数	分值
年龄 / 岁	
18～49	0
50～59	−2
≥ 60	−3
免疫抑制状态	−2
ECMO 前机械通气时间	
< 48h	3
48h～7d	1
> 7d	0
急性呼吸疾病谱	
病毒性肺炎	3
细菌性肺炎	3
哮喘	11
外伤和烧伤	3
吸入性肺炎	5
其他急性呼吸疾病	1
非呼吸和慢性呼吸疾病	0

续表

参数	分值
中枢神经系统功能障碍	−7
急性相关感染（非肺部感染）	−3
ECMO 前应用神经肌肉阻滞剂	1
ECMO 前应用 NO	−1
ECMO 前输注碳酸氢盐	−2
ECMO 前心搏骤停	−2
$PaCO_2$/mmHg 　< 75 　≥ 75	 0 −1
气道峰压（Ppeak）/cmH_2O 　< 42 　≥ 42	 0 −1
总分	−22～15

风险分级相关住院存活率

RESP 总分分值	风险分级	存活率
≥ 6	Ⅰ	92%
3～5	Ⅱ	76%

续表

RESP 总分分值	风险分级	存活率
−1～2	Ⅲ	57%
−5～−2	Ⅳ	33%
≤ −6	Ⅴ	18%

（二）PRESERVE 评分

参数	分值
年龄 / 岁	
＜ 45	0
45～55	2
＞ 55	3
BMI ＞ 30kg/m²	−2
免疫抑制	2
SOFA ＞ 12 分	1
MV ＞ 6d	1
ECMO 前没有俯卧位	1
PEEP ＜ 10cmH$_2$O	2
Pplat ＞ 30cmH$_2$O	2
总分	0～14

风险分级相关住院存活率

PRESERVE 总分分值	风险分级	存活率
0～2	I	97%
3～4	II	79%
5～6	III	54%
7	IV	16%

注：SOFA，序贯器官衰竭评分；MV，机械通气；Pplat，平台压。

（黄　絮）

附录 2　ECMO 术前超声评估

姓名 _____ 性别 _____ 年龄 _____

病案号 _____ 检查时间 _____

血管评估情况：

右股动脉直径：_____mm	异常回声：无（　） 有_____
右股静脉内径：_____mm	异常回声：无（　） 有_____
左股动脉直径：_____mm	异常回声：无（　） 有_____
左股静脉内径：_____mm	异常回声：无（　） 有_____
右颈内静脉内径：_____mm	异常回声：无（　） 有_____
左颈内静脉内径：_____mm	异常回声：无（　） 有_____
引流端： 置入深度：_____cm，距右 心房开口_____cm	灌注端： 置入深度：_____cm，超声下 管头可见 / 不可见

心脏评估情况：

右心房横径_____mm	左心房前后径____mm	下腔静脉_____mm
右心室横径_____mm	左心室舒张末径____mm	吸气塌陷率_____
三尖瓣反流：有/无	左心室射血分数_____	升主动脉宽度_____mm
估测肺动脉压____mmHg	e/a_____1	主动脉瓣反流：有/无
TAPSE_____mm	E/e′_____	主动脉瓣流速_____cm/s
心腔自发显影：有/无		

注：e/a，舒张早期二尖瓣流速 e 峰/舒张晚期二尖瓣流速 a 峰；TAPSE，三尖瓣环收缩期位移；E/e′，舒张早期二尖瓣流速 E 峰/舒张早期二尖瓣环运动速度 e′。

（易　丽　冯莹莹）

附录3 4T评分

变量	评分分值		
	2	1	0
急性血小板减少	减少 >50%，且最小值 $\geq 20 \times 10^9/L$	减少 30%～50% 或最小值（10～19）$\times 10^9/L$	减少 <30% 或最小值 $\leq 10 \times 10^9/L$
出现时间	肝素注射 5～10 天，或最近注射过肝素，再次注射第 1 天	肝素注射 10 天后，或注射时间不确定	肝素注射 ≤ 4 天，且最近未注射肝素
血栓形成	新发血栓或肝素弹丸注射后发生过敏反应	血栓进展或复发	无
其他引起血小板减少的原因	无	可能	明确
总评分	6～8 分:高危	4～5 分:中危	0～3 分:低危

附录 4 VV-ECMO 心肺试验终止标准

临床情况和主观指标评估

- 躁动或焦虑
- 精神状态恶化
- 出汗
- 发绀
- 呼吸窘迫症状或呼吸困难

客观监测指标

- 气体交换功能
—$PaO_2 \leqslant 60mmHg$，$SaO_2 <90\%$
—$PaCO_2 >50mmHg$ 或增加幅度 $>8mmHg$
—$pH<7.3$，或 pH 降低幅度 $\geqslant 0.07$
- 呼吸形式
—明显的辅助呼吸肌活动或矛盾呼吸
—呼吸频率 >35 次 /min 或增加幅度 $\geqslant 50\%$
—潮气量 >8ml/kg；气道峰压 $>30cmH_2O$
- 循环状态
—心率 >140 次 /min 或增加幅度 $\geqslant 20\%$
—收缩压 >180mmHg 或增加幅度 $\geqslant 20\%$
—收缩压 <90mmHg
—心律失常